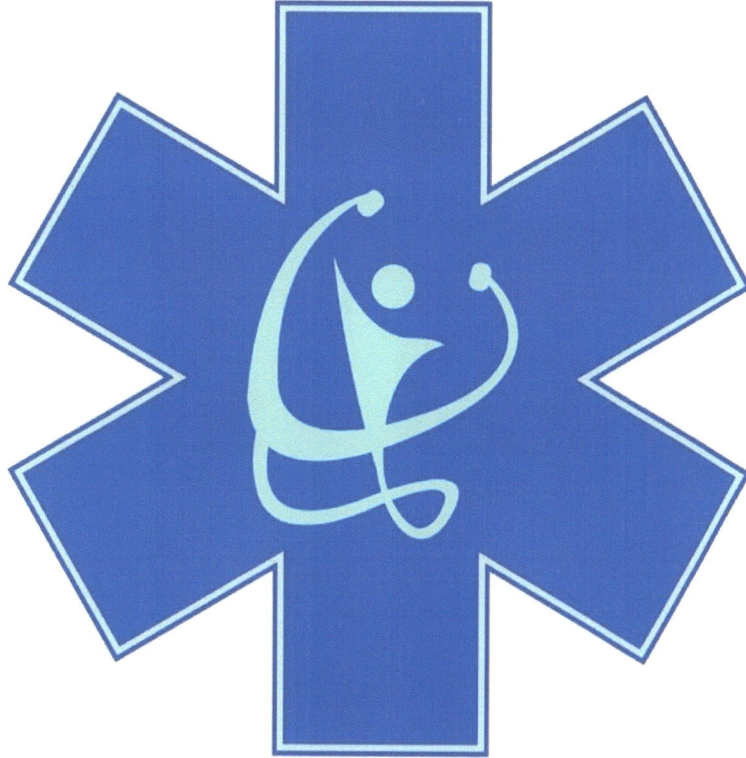

أكاديمية العلوم الصحية
Academy of Health Sciences

Ectopia cordis

Prepared by: Muhammed Basher
Alhabtour

Academy of Health Sciences

Academy of Health Sciences

All rights received ©2017 by Academy of Health Sciences

Muhanned Aldamies

www.hsacademy.org

info@hsacademy.org

ISBN 13: 9784598303033

ISBN 10: 4598303034

القلب المنتبذ (الهاجر)

قلب ينبض امام عينيك

اعداد: أ. محمد بشير الحبتور

يعتبر القلب عضلة ملساء لا ارادية بحجم قبضة اليد تعمل على ضخ الدم المحمل بالأوكسجين إلى أعضاء الجسم المختلفة لتزويدها بالأوكسجين اللازم للعمل. ويقوم القلب أيضاً بضخ الدم القادم من الأعضاء والمحمل بثاني أكسيد الكربون إلى الرئتين لتنقيته وامداده بالأوكسجين من جديد ،يقع القلب مباشرة خلف وأيسر عظم القص، وفوق الحجاب الحاجز، يقوم القلب السليم بضخ الدم عن طريق الأوردة والشرايين من والى جميع خلايا الجسم ،أحيانا ونتيجة لعيب وراثي نادر جدا يحدث خلال تطور الطفل في الرحم، يحدث هناك اضطراب في تكون عظام جدار الصدر والتحامها مع بعضها البعض بالشكل السوي الامر الذي يمنع القلب من الاستقرار والتطور بمكانه الأساسي   ويدفع القلب بأكمله أو بجزء منه خارج القفص الصدري، تحدث هذه الحالة والمعروفة بالقلب المنتبذ Ectopic Cordis بنسبة 126/1 ألف ولادة وقد يكون القلب منتبذا جزئيّا أي مغطى بطبقة رقيقة من الجلد ينبض تحتها، أو يكون خارج الصدر دون أي نوع من الحماية فيما يدعى بالانتباذ الكليّ، في كلتا الحالتين، سيكون فاقدا للحماية اللازمة، مما يجعله عرضةً للعوامل الخارجية والإصابة بالأمراض. غالبا المولودون بهذه الحالة ما يعانون من عيوبا أخرى في بنية القلب وغيرها من أجهزة الجسم المختلفة.

أسباب حدوث القلب المنتبذ

للأسف حتى يومنا هذا لم يتم تحديد السبب الأكيد ولكن هناك بعض النظريات التي وضعت لتفسير هذا التشوه الذي يصيب جدار الصدر وخاصة في اليوم الثامن من الحمل أهمها:

1. عيوب جينية
2. تمزق بعض الأغشية المحيطة بالجنين
3. تعرض الجنين في رحم الأم لبعض الأدوية
4. الاشعاعات
5. المخدرات
6. اضطرابات في الغشاء الامينوسي
7. النظرية الميكانيكية والتي تعزي سبب هذا التشوه الى اذية رضية ميكانيكية وخاصة إذا كانت في الفترة الأولى من الحمل تؤدي هذه الاذية الى تمزق في المشيمة او الكيس المحي

أنواع القلب المنتبذ:

يتم تصنيف أنواع القلب المنتبذ بناء على موقع القلب الذي يتوضع به وفق مايلي:

1. **في العنق Cervical Ectopia cordis** : وتشكل هذه الحالة نحو 5% من حالات القلب المنتبذ

2. **في الصدر Thoracic Ectopia cordis**: وتشكل هذه الحالة 65% من حالات القلب المنتبذ

3. **بين الصدر والبطن Thoracoabdominal ectopia cordis**: وتشكل هذه الحالة نحو 20% من حالات القلب المنتبذ

4. **في البطن Abdominal ectopia cordis**: وتشكل هذه الحالة نحو 10% من حالات القلب المنتبذ

مضاعفات القلب المنتبذ:

يعاني الوليد العديد من المضاعفات بسبب التشوه المرافق لهذه الحالة واهم الأمور التي يمكن ان تحدث:

1. صعوبة في التنفس
2. انخفاض ضغط الدم بسبب ضعف التدفق الدموي
3. انخفاض حموضة الدم
4. اضطرابات شاردية
5. كما قد يكون هناك عيوب في أعضاء أخرى مثل انشقاق شراع الحنك والشفة، القيلة السحائية، القيلة الدماغية، وتشوهات في الهيكل العظمي والجهاز الهضمي.
6. اضطرابات تنفسية
7. خروج كتير من الأعضاء عن تمركزها الأساسي في الجسم

يمكن الكشف المبكر عن هذا التشوه ابتداء من الأسبوع العاشر أو الحادي عشر للحمل، وذلك عن طريق التصوير بالأمواج فوق الصوتية (الإيكوغرافي)،

العلاج:

غالبا ما ينصح بالإجهاض وذلك لان 90% من النساء اللواتي يحملن بهؤلاء الاجنة يتوفى الجنين قبل ولادته و 10% يتوفون في أيامهم الاولى، أما الحالات الناجية فهي الحالات التي يتم تدبيرها جراحيا بشكل إسعافي وغالبا عند هؤلاء يكون القلب طبيعيا دون تشوهات بنيوية أخرى سوى كونه خارج الصدر، ولاحقا تحتاجون إلى عناية بالغة تتضمن استخدام الحواضن وأجهزة التنفس الاصطناعي، ولأن القلب يتطلب حمايةً من العوامل الممرضة غالبا ما يتم تغطية القلب بضمادات معقمة وإعطاء الصادات الحيوية، وفي بعض الحالات يقوم الجراحون بإجراء عمل جراحي لإعادة القلب لمكانه الصحيح وإغلاق القفص الصدري.

وبعد كل ما تقدّم يجب أن نذكر حالة استثنائية بقي فيها المريض على قيد الحياة فترة طويلة، فحسب تقرير في عام 2015 وُلِدَ الشاب الهندي أربت جوهيل **Arpit Gohil** وقلبه خارج قفصه

الصدري، وبقي على هذا الحال لمدة 18 عاماً يعيش بشكل طبيعي، ويعمل في مزرعته بكل همة ونشاط.

يعتبر القلب عضلة ملساء لا ارادية بحجم قبضة اليد تعمل على ضخ الدم المحمل بالأوكسجين إلى أعضاء الجسم المختلفة لتزويدها بالأوكسجين اللازم للعمل. ويقوم القلب أيضاً بضخ الدم القادم من الأعضاء والمحمل بثاني أكسيد الكربون إلى الرئتين لتنقيته وامداده بالأوكسجين من جديد ،يقع القلب مباشرة خلف وأيسر عظم القص، وفوق الحجاب الحاجز، يقوم القلب السليم بضخ الدم عن طريق الأوردة والشرايين من والى جميع خلايا الجسم ،أحيانا ونتيجة لعيب وراثي نادر جدا يحدث خلال تطور الطفل في الرحم، يحدث هناك اضطراب في تكون عظام جدار الصدر والتحامها مع بعضها البعض بالشكل السوي الامر الذي يمنع القلب من الاستقرار والتطور بمكانه الأساسي ويدفع القلب بأكمله أو بجزء منه خارج القفص الصدري، تحدث هذه الحالة والمعروفة بالقلب المنتبذ **Ectopic Cordis** بنسبة **126/1** ألف ولادة وقد يكون القلب منتبذا جزئيّا أي مغطى بطبقة رقيقة من الجلد ينبض تحتها، أو يكون خارج الصدر دون أي نوع من الحماية فيما يدعى بالانتباذ الكليّ، في كلتا الحالتين، سيكون فاقدا للحماية اللازمة، مما يجعله عرضةً للعوامل الخارجية والإصابة بالأمراض. غالبا المولودون بهذه الحالة ما يعانون من عيوبا أخرى في بنية القلب وغيرها من أجهزة الجسم المختلفة.

أسباب حدوث القلب المنتبذ

للأسف حتى يومنا هذا لم يتم تحديد السبب الأكيد ولكن هناك بعض النظريات التي وضعت لتفسير هذا التشوه الذي يصيب جدار الصدر وخاصة في اليوم الثامن من الحمل أهمها:

8. عيوب جينية
9. تمزق بعض الأغشية المحيطة بالجنين
10. تعرض الجنين في رحم الأم لبعض الأدوية
11. الاشعاعات
12. المخدرات
13. اضطرابات في الغشاء الامينوسي
14. النظرية الميكانيكية والتي تعزي سبب هذا التشوه الى اذية رضية ميكانيكية وخاصة إذا كانت في الفترة الأولى من الحمل تؤدي هذه الاذية الى تمزق في المشيمة او الكيس المحي

أنواع القلب المنتبذ:

يتم تصنيف أنواع القلب المنتبذ بناء على موقع القلب الذي يتوضع به وفق مايلي:

5. **في العنق Cervical Ectopia cordis** : وتشكل هذه الحالة نحو 5% من حالات القلب المنتبذ

6. **في الصدر Thoracic Ectopia cordis:** وتشكل هذه الحالة 65% من حالات القلب المنتبذ

7. **بين الصدر والبطن Thoracoabdominal ectopia cordis:** وتشكل هذه الحالة نحو 20% من حالات القلب المنتبذ

8. **في البطن Abdominal ectopia cordis:** وتشكل هذه الحالة نحو 10% من حالات القلب المنتبذ

مضاعفات القلب المنتبذ:

يعاني الوليد العديد من المضاعفات بسبب التشوه المرافق لهذه الحالة واهم الأمور التي يمكن ان تحدث:

8. صعوبة في التنفس

9. انخفاض ضغط الدم بسبب ضعف التدفق الدموي

10. انخفاض حموضة الدم

11. اضطرابات شاردية

12. كما قد يكون هناك عيوب في أعضاء أخرى مثل انشقاق شراع الحنك والشفة، القيلة السحائية، القيلة الدماغية، وتشوهات في الهيكل العظمي والجهاز الهضمي.

13. اضطرابات تنفسية

14. خروج كتير من الأعضاء عن تمركزها الأساسي في الجسم

يمكن الكشف المبكر عن هذا التشوه ابتداء من الأسبوع العاشر أو الحادي عشر للحمل، وذلك عن طريق التصوير بالأمواج فوق الصوتية (الإيكوغرافي)،

العلاج:

غالبا ما ينصح بالإجهاض وذلك لان 90% من النساء اللواتي يحملن بهؤلاء الاجنة يتوفى الجنين قبل ولادته و 10% يتوفون في أيامهم الاولى، أما الحالات الناجية فهي الحالات التي يتم تدبيرها جراحيا بشكل إسعافي وغالبا عند هؤلاء يكون القلب طبيعيا دون تشوهات بنيوية أخرى سوى كونه خارج الصدر، ولاحقا تحتاجون إلى عناية بالغة تتضمن استخدام الحواضن وأجهزة التنفس الاصطناعي، ولأن القلب يتطلب حمايةً من العوامل الممرضة غالبا ما يتم تغطية القلب بضمادات معقمة وإعطاء الصادات الحيوية، وفي بعض الحالات يقوم الجراحون بإجراء عمل جراحي لإعادة القلب لمكانه الصحيح وإغلاق القفص الصدري.

وبعد كل ما تقدّم يجب أن نذكر حالة استثنائية بقي فيها المريض على قيد الحياة فترة طويلة، فحسب تقرير في عام 2015 وُلِدَ الشاب الهندي أربت جوهيل **Arpit Gohil** وقلبه خارج قفصه الصدري، وبقي على هذا الحال لمدة 18 عاماً يعيش بشكل طبيعي، ويعمل في مزرعته بكل همة ونشاط.

يعتبر القلب عضلة ملساء لا ارادية بحجم قبضة اليد تعمل على ضخ الدم المحمل بالأوكسجين إلى أعضاء الجسم المختلفة لتزويدها بالأوكسجين اللازم للعمل. ويقوم القلب أيضاً بضخ الدم القادم من الأعضاء والعضل بثاني أكسيد الكربون إلى الرئتين لتنقيته وامداده بالأوكسجين من جديد ،يقع القلب مباشرة خلف وأيسر عظم القص، وفوق الحجاب الحاجز، يقوم القلب السليم بضخ الدم عن طريق الأوردة والشرايين من والى جميع خلايا الجسم ،أحيانا ونتيجة لعيب وراثي نادر جدا يحدث خلال تطور الطفل في الرحم، يحدث هناك اضطراب في تكون عظام جدار الصدر والتحامها مع بعضها البعض بالشكل السوي الامر الذي يمنع القلب من الاستقرار والتطور بمكانه الأساسي ويدفع القلب بأكمله أو بجزء منه خارج القفص الصدري، تحدث هذه الحالة والمعروفة بالقلب المنتبذ **Ectopic Cordis** بنسبة **126/1** ألف ولادة وقد يكون القلب منتبذا جزئيّا أي مغطى بطبقة رقيقة من الجلد ينبض تحتها، أو يكون خارج الصدر دون أي نوع من

الحماية فيما يدعى بالانتباذ الكلي"، في كلتا الحالتين، سيكون فاقدا للحماية اللازمة، مما يجعله عرضةً للعوامل الخارجية والإصابة بالأمراض. غالبا المولودون بهذه الحالة ما يعانون من عيوبا أخرى في بنية القلب وغيرها من أجهزة الجسم المختلفة.

أسباب حدوث القلب المنتبذ

للأسف حتى يومنا هذا لم يتم تحديد السبب الأكيد ولكن هناك بعض النظريات التي وضعت لتفسير هذا التشوه الذي يصيب جدار الصدر وخاصة في اليوم الثامن من الحمل أهمها:

15. عيوب جينية
16. تمزق بعض الأغشية المحيطة بالجنين
17. تعرض الجنين في رحم الأم لبعض الأدوية
18. الاشعاعات
19. المخدرات
20. اضطرابات في الغشاء الامينوسي
21. النظرية الميكانيكية والتي تعزي سبب هذا التشوه الى اذية رضية ميكانيكية وخاصة إذا كانت في الفترة الأولى من الحمل تؤدي هذه الاذية الى تمزق في المشيمة او الكيس المحي

أنواع القلب المنتبذ:

يتم تصنيف أنواع القلب المنتبذ بناء على موقع القلب الذي يتوضع به وفق مايلي:

9. **في العنق Cervical Ectopia cordis :** وتشكل هذه الحالة نحو 5% من حالات القلب المنتبذ
10. **في الصدر Thoracic Ectopia cordis:** وتشكل هذه الحالة 65% من حالات القلب المنتبذ

11. **بين الصدر والبطن Thoracoabdominal ectopia cordis:** وتشكل هذه الحالة نحو 20% من حالات القلب المنتبذ

12. **في البطن Abdominal ectopia cordis:** وتشكل هذه الحالة نحو 10% من حالات القلب المنتبذ

مضاعفات القلب المنتبذ:

يعاني الوليد العديد من المضاعفات بسبب التشوه المرافق لهذه الحالة واهم الأمور التي يمكن ان تحدث:

15. صعوبة في التنفس
16. انخفاض ضغط الدم بسبب ضعف التدفق الدموي
17. انخفاض حموضة الدم
18. اضطرابات شاردية
19. كما قد يكون هناك عيوب في أعضاء أخرى مثل انشقاق شراع الحنك والشفة، القيلة السحائية، القيلة الدماغية، وتشوهات في الهيكل العظمي والجهاز الهضمي.
20. اضطرابات تنفسية
21. خروج كثير من الأعضاء عن تمركزها الأساسي في الجسم

يمكن الكشف المبكر عن هذا التشوه ابتداء من الأسبوع العاشر أو الحادي عشر للحمل، وذلك عن طريق التصوير بالأمواج فوق الصوتية (الإيكوغرافي)،

العلاج:

غالبا ما ينصح بالإجهاض وذلك لان 90% من النساء اللواتي يحملن بهؤلاء الاجنة يتوفى الجنين قبل ولادته و 10% يتوفون في أيامهم الاولى، أما الحالات الناجية فهي الحالات التي يتم تدبيرها جراحيا بشكل إسعافي وغالبا عند هؤلاء يكون القلب طبيعيا دون تشوهات بنيوية أخرى سوى كونه خارج الصدر، ولاحقا تحتاجون إلى عناية بالغة تتضمن استخدام الحواضن وأجهزة التنفس الاصطناعي، ولأن القلب يتطلب حمايةً من العوامل الممرضة غالبا ما يتم تغطية القلب

بضمادات معقمة وإعطاء الصادات الحيوية، وفي بعض الحالات يقوم الجراحون بإجراء عمل جراحي لإعادة القلب لمكانه الصحيح وإغلاق القفص الصدري.

وبعد كل ما تقدّم يجب أن نذكر حالة استثنائية بقي فيها المريض على قيد الحياة فترة طويلة، فحسب تقرير في عام 2015 وُلِدَ الشاب الهندي أربت جوهيل **Arpit Gohil** وقلبه خارج قفصه الصدري، وبقي على هذا الحال لمدة 18 عاماً يعيش بشكل طبيعي، ويعمل في مزرعته بكل همة ونشاط.

يعتبر القلب عضلة ملساء لا ارادية بحجم قبضة اليد تعمل على ضخ الدم المحمل بالأوكسجين إلى أعضاء الجسم المختلفة لتزويدها بالأوكسجين اللازم للعمل. ويقوم القلب أيضاً بضخ الدم القادم من الأعضاء والمحمل بثاني أكسيد الكربون إلى الرئتين لتنقيته وامداده بالأوكسجين من جديد ،يقع القلب مباشرة خلف وأيسر عظم القص، وفوق الحجاب الحاجز، يقوم القلب السليم بضخ الدم عن طريق الأوردة والشرايين من والى جميع خلايا الجسم ،أحيانا ونتيجة لعيب وراثي نادر جدا يحدث خلال تطور الطفل في الرحم، يحدث هناك اضطراب في تكون عظام جدار الصدر والتحامها مع بعضها البعض بالشكل السوي الامر الذي يمنع القلب من الاستقرار والتطور بمكانه الأساسي ويدفع القلب بأكمله أو بجزء منه خارج القفص الصدري، تحدث هذه الحالة والمعروفة بالقلب المنتبذ **Ectopic Cordis** بنسبة **126/1** ألف ولادة وقد يكون القلب منتبذا جزئيّا أي مغطى بطبقة رقيقة من الجلد ينبض تحتها، أو يكون خارج الصدر دون أي نوع من الحماية فيما يدعى بالانتباذ الكلي"، في كلتا الحالتين، سيكون فاقدا للحماية اللازمة، مما يجعله عرضةً للعوامل الخارجية والإصابة بالأمراض. غالبا المولودون بهذه الحالة ما يعانون من عيوبا أخرى في بنية القلب وغيرها من أجهزة الجسم المختلفة.

أسباب حدوث القلب المنتبذ

للأسف حتى يومنا هذا لم يتم تحديد السبب الأكيد ولكن هناك بعض النظريات التي وضعت لتفسير هذا التشوه الذي يصيب جدار الصدر وخاصة في اليوم الثامن من الحمل أهمها:

22. عيوب جينية
23. تمزق بعض الأغشية المحيطة بالجنين
24. تعرض الجنين في رحم الأم لبعض الأدوية
25. الاشعاعات

26. المخدرات

27. اضطرابات في الغشاء الامينوسي

28. النظرية الميكانيكية والتي تعزي سبب هذا التشوه الى اذية رضية ميكانيكية وخاصة إذا كانت في الفترة الأولى من الحمل تؤدي هذه الاذية الى تمزق في المشيمة او الكيس المحي

أنواع القلب المنتبذ:

يتم تصنيف أنواع القلب المنتبذ بناء على موقع القلب الذي يتوضع به وفق مايلي:

13. **في العنق** Cervical Ectopia cordis : وتشكل هذه الحالة نحو 5% من حالات القلب المنتبذ

14. **في الصدر** Thoracic Ectopia cordis: وتشكل هذه الحالة 65% من حالات القلب المنتبذ

15. **بين الصدر والبطن** Thoracoabdominal ectopia cordis: وتشكل هذه الحالة نحو 20% من حالات القلب المنتبذ

16. **في البطن** Abdominal ectopia cordis: وتشكل هذه الحالة نحو 10% من حالات القلب المنتبذ

مضاعفات القلب المنتبذ:

يعاني الوليد العديد من المضاعفات بسبب التشوه المرافق لهذه الحالة واهم الأمور التي يمكن ان تحدث:

22. صعوبة في التنفس

23. انخفاض ضغط الدم بسبب ضعف التدفق الدموي

24. انخفاض حموضة الدم

25. اضطرابات شاردية

26. كما قد يكون هناك عيوب في أعضاء أخرى مثل انشقاق شراع الحنك والشفة، القيلة السحائية، القيلة الدماغية، وتشوهات في الهيكل العظمي والجهاز الهضمي.

27. اضطرابات تنفسية

28. خروج كتير من الأعضاء عن تمركزها الأساسي في الجسم

يمكن الكشف المبكر عن هذا التشوه ابتداء من الأسبوع العاشر أو الحادي عشر للحمل، وذلك عن طريق التصوير بالأمواج فوق الصوتية (الإيكوغرافي)،

العلاج:

غالبا ما ينصح بالإجهاض وذلك لان 90% من النساء اللواتي يحملن بهؤلاء الاجنة يتوفى الجنين قبل ولادته و 10% يتوفون في أيامهم الاولى، أما الحالات الناجية فهي الحالات التي يتم تدبيرها جراحيا بشكل إسعافي وغالبا عند هؤلاء يكون القلب طبيعيا دون تشوهات بنيوية أخرى سوى كونه خارج الصدر، ولاحقا تحتاجون إلى عناية بالغة تتضمن استخدام الحواضن وأجهزة التنفس الاصطناعي، ولأن القلب يتطلب حمايةً من العوامل الممرضة غالبا ما يتم تغطية القلب بضمادات معقمة وإعطاء الصادات الحيوية، وفي بعض الحالات يقوم الجراحون بإجراء عمل جراحي لإعادة القلب لمكانه الصحيح وإغلاق القفص الصدري.

وبعد كل ما تقدّم يجب أن نذكر حالة استثنائية بقي فيها المريض على قيد الحياة فترة طويلة، فحسب تقرير في عام 2015 وُلِدَ الشاب الهندي أربت جوهيل **Arpit Gohil** وقلبه خارج قفصه الصدري، وبقي على هذا الحال لمدة 18 عاماً يعيش بشكل طبيعي، ويعمل في مزرعته بكل همة ونشاط.

يعتبر القلب عضلة ملساء لا ارادية بحجم قبضة اليد تعمل على ضخ الدم المحمل بالأوكسجين إلى أعضاء الجسم المختلفة لتزويدها بالأوكسجين اللازم للعمل. ويقوم القلب أيضاً بضخ الدم القادم من الأعضاء والمحمل بثاني أكسيد الكربون إلى الرئتين لتنقيته وامداده بالأوكسجين من جديد ،يقع القلب مباشرة خلف وأيسر عظم القص، وفوق الحجاب الحاجز، يقوم القلب السليم بضخ الدم عن طريق الأوردة والشرايين من والى جميع خلايا الجسم ،أحيانا ونتيجة لعيب وراثي نادر

جدا يحدث خلال تطور الطفل في الرحم، يحدث هناك اضطراب في تكون عظام جدار الصدر والتحامها مع بعضها البعض بالشكل السوي الامر الذي يمنع القلب من الاستقرار والتطور بمكانه الأساسي   ويدفع القلب بأكمله أو بجزء منه خارج القفص الصدري، تحدث هذه الحالة والمعروفة بالقلب المنتبذ **Ectopic Cordis** بنسبة **126/1** ألف ولادة وقد يكون القلب منتبذا جزئيّا أي مغطى بطبقة رقيقة من الجلد ينبض تحتها، أو يكون خارج الصدر دون أي نوع من الحماية فيما يدعى بالانتباذ الكلي"، في كلتا الحالتين، سيكون فاقدا للحماية اللازمة، مما يجعله عرضةً للعوامل الخارجية والإصابة بالأمراض. غالبا المولودون بهذه الحالة ما يعانون من عيوبا أخرى في بنية القلب وغيرها من أجهزة الجسم المختلفة.

أسباب حدوث القلب المنتبذ

للأسف حتى يومنا هذا لم يتم تحديد السبب الأكيد ولكن هناك بعض النظريات التي وضعت لتفسير هذا التشوه الذي يصيب جدار الصدر وخاصة في اليوم الثامن من الحمل أهمها:

29. عيوب جينية
30. تمزق بعض الأغشية المحيطة بالجنين
31. تعرض الجنين في رحم الأم لبعض الأدوية
32. الاشعاعات
33. المخدرات
34. اضطرابات في الغشاء الامينوسي
35. النظرية الميكانيكية والتي تعزي سبب هذا التشوه الى اذية رضية ميكانيكية وخاصة إذا كانت في الفترة الأولى من الحمل تؤدي هذه الاذية الى تمزق في المشيمة او الكيس المحي

أنواع القلب المنتبذ:

يتم تصنيف أنواع القلب المنتبذ بناء على موقع القلب الذي يتوضع به وفق مايلي:

17. **في العنق Cervical Ectopia cordis** : وتشكل هذه الحالة نحو 5% من حالات القلب المنتبذ

18. **في الصدر Thoracic Ectopia cordis**: وتشكل هذه الحالة 65% من حالات القلب المنتبذ

19. **بين الصدر والبطن Thoracoabdominal ectopia cordis**: وتشكل هذه الحالة نحو 20% من حالات القلب المنتبذ

20. **في البطن Abdominal ectopia cordis**: وتشكل هذه الحالة نحو 10% من حالات القلب المنتبذ

مضاعفات القلب المنتبذ:

يعاني الوليد العديد من المضاعفات بسبب التشوه المرافق لهذه الحالة واهم الأمور التي يمكن ان تحدث:

29. صعوبة في التنفس

30. انخفاض ضغط الدم بسبب ضعف التدفق الدموي

31. انخفاض حموضة الدم

32. اضطرابات شاردية

33. كما قد يكون هناك عيوب في أعضاء أخرى مثل انشقاق شراع الحنك والشفة، القيلة السحائية، القيلة الدماغية، وتشوهات في الهيكل العظمي والجهاز الهضمي.

34. اضطرابات تنفسية

35. خروج كثير من الأعضاء عن تمركزها الأساسي في الجسم

يمكن الكشف المبكر عن هذا التشوه ابتداء من الأسبوع العاشر أو الحادي عشر للحمل، وذلك عن طريق التصوير بالأمواج فوق الصوتية (الإيكوغرافي)،

العلاج:

غالبا ما ينصح بالإجهاض وذلك لان 90% من النساء اللواتي يحملن بهؤلاء الاجنة يتوفى الجنين قبل ولادته و 10% يتوفون في أيامهم الاولى، أما الحالات الناجية فهي الحالات التي يتم تدبيرها جراحيا بشكل إسعافي وغالبا عند هؤلاء يكون القلب طبيعيا دون تشوهات بنيوية أخرى سوى كونه خارج الصدر، ولاحقا تحتاجون إلى عناية بالغة تتضمن استخدام الحواضن وأجهزة التنفس الاصطناعي، ولأن القلب يتطلب حمايةً من العوامل الممرضة غالبا ما يتم تغطية القلب بضمادات معقمة وإعطاء الصادات الحيوية، وفي بعض الحالات يقوم الجراحون بإجراء عمل جراحي لإعادة القلب لمكانه الصحيح وإغلاق القفص الصدري.

وبعد كل ما تقدّم يجب أن نذكر حالة استثنائية بقي فيها المريض على قيد الحياة فترة طويلة، فحسب تقرير في عام 2015 وُلِدَ الشاب الهندي أربت جوهيل **Arpit Gohil** وقلبه خارج قفصه الصدري، وبقي على هذا الحال لمدة 18 عاماً يعيش بشكل طبيعي، ويعمل في مزرعته بكل همة ونشاط.

يعتبر القلب عضلة ملساء لا ارادية بحجم قبضة اليد تعمل على ضخ الدم المحمل بالأوكسجين إلى أعضاء الجسم المختلفة لتزويدها بالأوكسجين اللازم للعمل. ويقوم القلب أيضاً بضخ الدم القادم من الأعضاء والمحمل بثاني أكسيد الكربون إلى الرئتين لتنقيته وامداده بالأوكسجين من جديد ،يقع القلب مباشرة خلف وأيسر عظم القص، وفوق الحجاب الحاجز، يقوم القلب السليم بضخ الدم عن طريق الأوردة والشرايين من والى جميع خلايا الجسم ،أحيانا ونتيجة لعيب وراثي نادر جدا يحدث خلال تطور الطفل في الرحم، يحدث هناك اضطراب في تكون عظام جدار الصدر والتحامها مع بعضها البعض بالشكل السوي الامر الذي يمنع القلب من الاستقرار والتطور بمكانه الأساسي ويدفع القلب بأكمله أو بجزء منه خارج القفص الصدري، تحدث هذه الحالة والمعروفة بالقلب المنتبذ **Ectopic Cordis** بنسبة **126/1** ألف ولادة وقد يكون القلب منتبذا جزئيّا أي مغطى بطبَقة رقيقة من الجلد ينبض تحتها، أو يكون خارج الصدر دون أي نوع من الحماية فيما يدعى بالانتباذ الكليّ، في كلتا الحالتين، سيكون فاقدا للحماية اللازمة، مما يجعله عرضةً للعوامل الخارجية والإصابة بالأمراض. غالبا المولودون بهذه الحالة ما يعانون من عيوبا أخرى في بنية القلب وغيرها من أجهزة الجسم المختلفة.

أسباب حدوث القلب المنتبذ

للأسف حتى يومنا هذا لم يتم تحديد السبب الأكيد ولكن هناك بعض النظريات التي وضعت لتفسير هذا التشوه الذي يصيب جدار الصدر وخاصة في اليوم الثامن من الحمل أهمها:

36. عيوب جينية

37.تمزق بعض الأغشية المحيطة بالجنين

38.تعرض الجنين في رحم الأم لبعض الأدوية

39. الاشعاعات

40. المخدرات

41. اضطرابات في الغشاء الامينوسي

42. النظرية الميكانيكية والتي تعزي سبب هذا التشوه الى اذية رضية ميكانيكية وخاصة إذا كانت في الفترة الأولى من الحمل تؤدي هذه الاذية الى تمزق في المشيمة او الكيس المحي

أنواع القلب المنتبذ:

يتم تصنيف أنواع القلب المنتبذ بناء على موقع القلب الذي يتوضع به وفق مايلي:

21. **في العنق** Cervical Ectopia cordis : وتشكل هذه الحالة نحو 5% من حالات القلب المنتبذ

22. **في الصدر** Thoracic Ectopia cordis: وتشكل هذه الحالة 65% من حالات القلب المنتبذ

23. **بين الصدر والبطن** Thoracoabdominal ectopia cordis: وتشكل هذه الحالة نحو 20% من حالات القلب المنتبذ

24. **في البطن** Abdominal ectopia cordis: وتشكل هذه الحالة نحو 10% من حالات القلب المنتبذ

مضاعفات القلب المنتبذ:

يعاني الوليد العديد من المضاعفات بسبب التشوه المرافق لهذه الحالة واهم الأمور التي يمكن ان تحدث:

36. صعوبة في التنفس

37. انخفاض ضغط الدم بسبب ضعف التدفق الدموي

38. انخفاض حموضة الدم

39. اضطرابات شاردية

40. كما قد يكون هناك عيوب في أعضاء أخرى مثل انشقاق شراع الحنك والشفة، القيلة السحائية، القيلة الدماغية، وتشوهات في الهيكل العظمي والجهاز الهضمي.

41. اضطرابات تنفسية

42. خروج كثير من الأعضاء عن تمركزها الأساسي في الجسم

يمكن الكشف المبكر عن هذا التشوه ابتداء من الأسبوع العاشر أو الحادي عشر للحمل، وذلك عن طريق التصوير بالأمواج فوق الصوتية (الإيكوغرافي)،

العلاج:

غالبا ما ينصح بالإجهاض وذلك لان 90% من النساء اللواتي يحملن بهؤلاء الاجنة يتوفى الجنين قبل ولادته و 10% يتوفون في أيامهم الاولى، أما الحالات الناجية فهي الحالات التي يتم تدبيرها جراحيا بشكل إسعافي وغالبا عند هؤلاء يكون القلب طبيعيا دون تشوهات بنيوية أخرى سوى كونه خارج الصدر، ولاحقا تحتاجون إلى عناية بالغة تتضمن استخدام الحواضن وأجهزة التنفس الاصطناعي، ولأن القلب يتطلب حمايةً من العوامل الممرضة غالبا ما يتم تغطية القلب بضمادات معقمة وإعطاء الصادات الحيوية، وفي بعض الحالات يقوم الجراحون بإجراء عمل جراحي لإعادة القلب لمكانه الصحيح وإغلاق القفص الصدري.

وبعد كل ما تقدّم يجب أن نذكر حالة استثنائية بقي فيها المريض على قيد الحياة فترة طويلة، فحسب تقرير في عام 2015 وُلِدَ الشاب الهندي أربت جوهيل **Arpit Gohil** وقلبه خارج قفصه الصدري، وبقي على هذا الحال لمدة 18 عاماً يعيش بشكل طبيعي، ويعمل في مزرعته بكل همة ونشاط.

يعتبر القلب عضلة ملساء لا ارادية بحجم قبضة اليد تعمل على ضخ الدم المحمل بالأوكسجين إلى أعضاء الجسم المختلفة لتزويدها بالأوكسجين اللازم للعمل. ويقوم القلب أيضاً بضخ الدم القادم من الأعضاء والمحمل بثاني أكسيد الكربون إلى الرئتين لتنقيته وامداده بالأوكسجين من جديد ،يقع القلب مباشرة خلف وأيسر عظم القص، وفوق الحجاب الحاجز، يقوم القلب السليم بضخ الدم عن طريق الأوردة والشرايين من والى جميع خلايا الجسم ،أحيانا ونتيجة لعيب وراثي نادر جدا يحدث خلال تطور الطفل في الرحم، يحدث هناك اضطراب في تكون عظام جدار الصدر والتحامها مع بعضها البعض بالشكل السوي الامر الذي يمنع القلب من الاستقرار والتطور بمكانه الأساسي ويدفع القلب بأكمله أو بجزء منه خارج القفص الصدري، تحدث هذه الحالة والمعروفة بالقلب المنتبذ **Ectopic Cordis** بنسبة **126/1** ألف ولادة وقد يكون القلب منتبذا جزئيّا أي مغطى بطبقة رقيقة من الجلد ينبض تحتها، أو يكون خارج الصدر دون أي نوع من الحماية فيما يدعى بالانتباذ الكليّ، في كلتا الحالتين، سيكون فاقدا للحماية اللازمة، مما يجعله عرضةً للعوامل الخارجية والإصابة بالأمراض. غالبا المولودون بهذه الحالة ما يعانون من عيوبا أخرى في بنية القلب وغيرها من أجهزة الجسم المختلفة.

أسباب حدوث القلب المنتبذ

للأسف حتى يومنا هذا لم يتم تحديد السبب الأكيد ولكن هناك بعض النظريات التي وضعت لتفسير هذا التشوه الذي يصيب جدار الصدر وخاصة في اليوم الثامن من الحمل أهمها:

43. عيوب جينية
44. تمزق بعض الأغشية المحيطة بالجنين
45. تعرض الجنين في رحم الأم لبعض الأدوية
46. الاشعاعات
47. المخدرات
48. اضطرابات في الغشاء الامينوسي
49. النظرية الميكانيكية والتي تعزي سبب هذا التشوه الى اذية رضية ميكانيكية وخاصة إذا كانت في الفترة الأولى من الحمل تؤدي هذه الاذية الى تمزق في المشيمة او الكيس المحي

أنواع القلب المنتبذ:

يتم تصنيف أنواع القلب المنتبذ بناء على موقع القلب الذي يتوضع به وفق مايلي:

25. **في العنق Cervical Ectopia cordis** : وتشكل هذه الحالة نحو 5% من حالات القلب المنتبذ

26. **في الصدر Thoracic Ectopia cordis**: وتشكل هذه الحالة 65% من حالات القلب المنتبذ

27. **بين الصدر والبطن Thoracoabdominal ectopia cordis**: وتشكل هذه الحالة نحو 20% من حالات القلب المنتبذ

28. **في البطن Abdominal ectopia cordis**: وتشكل هذه الحالة نحو 10% من حالات القلب المنتبذ

مضاعفات القلب المنتبذ:

يعاني الوليد العديد من المضاعفات بسبب التشوه المرافق لهذه الحالة واهم الأمور التي يمكن ان تحدث:

43. صعوبة في التنفس
44. انخفاض ضغط الدم بسبب ضعف التدفق الدموي
45. انخفاض حموضة الدم
46. اضطرابات شاردية
47. كما قد يكون هناك عيوب في أعضاء أخرى مثل انشقاق شراع الحنك والشفة، القيلة السحائية، القيلة الدماغية، وتشوهات في الهيكل العظمي والجهاز الهضمي.
48. اضطرابات تنفسية
49. خروج كتير من الأعضاء عن تمركزها الأساسي في الجسم

يمكن الكشف المبكر عن هذا التشوه ابتداء من الأسبوع العاشر أو الحادي عشر للحمل، وذلك عن طريق التصوير بالأمواج فوق الصوتية (الإيكوغرافي)،

العلاج:

غالبا ما ينصح بالإجهاض وذلك لان 90% من النساء اللواتي يحملن بهؤلاء الاجنة يتوفى الجنين قبل ولادته و 10% يتوفون في أيامهم الاولى، أما الحالات الناجية فهي الحالات التي يتم تدبيرها جراحيا بشكل إسعافي وغالبا عند هؤلاء يكون القلب طبيعيا دون تشوهات بنيوية أخرى سوى كونه خارج الصدر، ولاحقا تحتاجون إلى عناية بالغة تتضمن استخدام الحواضن وأجهزة التنفس الاصطناعي، ولأن القلب يتطلب حمايةً من العوامل الممرضة غالبا ما يتم تغطية القلب بضمادات معقمة وإعطاء الصادات الحيوية، وفي بعض الحالات يقوم الجراحون بإجراء عمل جراحي لإعادة القلب لمكانه الصحيح وإغلاق القفص الصدري.

وبعد كل ما تقدّم يجب أن نذكر حالة استثنائية بقي فيها المريض على قيد الحياة فترة طويلة، فحسب تقرير في عام 2015 وُلِدَ الشاب الهندي أربت جوهيل **Arpit Gohil** وقلبه خارج قفصه

الصدري، وبقي على هذا الحال لمدة 18 عاماً يعيش بشكل طبيعي، ويعمل في مزرعته بكل همة ونشاط.

يعتبر القلب عضلة ملساء لا ارادية بحجم قبضة اليد تعمل على ضخ الدم المحمل بالأوكسجين إلى أعضاء الجسم المختلفة لتزويدها بالأوكسجين اللازم للعمل. ويقوم القلب أيضاً بضخ الدم القادم من الأعضاء والمحمل بثاني أكسيد الكربون إلى الرئتين لتنقيته وامداده بالأوكسجين من جديد ،يقع القلب مباشرة خلف وأيسر عظم القص، وفوق الحجاب الحاجز، يقوم القلب السليم بضخ الدم عن طريق الأوردة والشرايين من والى جميع خلايا الجسم ،أحيانا ونتيجة لعيب وراثي نادر جدا يحدث خلال تطور الطفل في الرحم، يحدث هناك اضطراب في تكون عظام جدار الصدر والتحامها مع بعضها البعض بالشكل السوي الامر الذي يمنع القلب من الاستقرار والتطور بمكانه الأساسي ويدفع القلب بأكمله أو بجزء منه خارج القفص الصدري، تحدث هذه الحالة والمعروفة بالقلب المنتبذ **Ectopic Cordis** بنسبة **126/1** ألف ولادة وقد يكون القلب منتبذا جزئيّا أي مغطى بطبقة رقيقة من الجلد ينبض تحتها، أو يكون خارج الصدر دون أي نوع من الحماية فيما يدعى بالانتباذ الكليّ، في كلتا الحالتين، سيكون فاقدا للحماية اللازمة، مما يجعله عرضةً للعوامل الخارجية والإصابة بالأمراض. غالبا المولودون بهذه الحالة ما يعانون من عيوبا أخرى في بنية القلب وغيرها من أجهزة الجسم المختلفة.

أسباب حدوث القلب المنتبذ

للأسف حتى يومنا هذا لم يتم تحديد السبب الأكيد ولكن هناك بعض النظريات التي وضعت لتفسير هذا التشوه الذي يصيب جدار الصدر وخاصة في اليوم الثامن من الحمل أهمها:

50. عيوب جينية
51. تمزق بعض الأغشية المحيطة بالجنين
52. تعرض الجنين في رحم الأم لبعض الأدوية
53. الاشعاعات
54. المخدرات
55. اضطرابات في الغشاء الاميونوسي
56. النظرية الميكانيكية والتي تعزي سبب هذا التشوه الى اذية رضية ميكانيكية وخاصة إذا كانت في الفترة الأولى من الحمل تؤدي هذه الاذية الى تمزق في المشيمة او الكيس المحي

أنواع القلب المنتبذ:

يتم تصنيف أنواع القلب المنتبذ بناء على موقع القلب الذي يتوضع به وفق مايلي:

29. **في العنق Cervical Ectopia cordis :** وتشكل هذه الحالة نحو 5% من حالات القلب المنتبذ
30. **في الصدر Thoracic Ectopia cordis:** وتشكل هذه الحالة 65% من حالات القلب المنتبذ
31. **بين الصدر والبطن Thoracoabdominal ectopia cordis:** وتشكل هذه الحالة نحو 20% من حالات القلب المنتبذ
32. **في البطن Abdominal ectopia cordis:** وتشكل هذه الحالة نحو 10% من حالات القلب المنتبذ

مضاعفات القلب المنتبذ:

يعاني الوليد العديد من المضاعفات بسبب التشوه المرافق لهذه الحالة واهم الأمور التي يمكن ان تحدث:

50. صعوبة في التنفس
51. انخفاض ضغط الدم بسبب ضعف التدفق الدموي
52. انخفاض حموضة الدم
53. اضطرابات شاردية
54. كما قد يكون هناك عيوب في أعضاء أخرى مثل انشقاق شراع الحنك والشفة، القيلة السحائية، القيلة الدماغية، وتشوهات في الهيكل العظمي والجهاز الهضمي.
55. اضطرابات تنفسية
56. خروج كتير من الأعضاء عن تمركزها الأساسي في الجسم

يمكن الكشف المبكر عن هذا التشوه ابتداء من الأسبوع العاشر أو الحادي عشر للحمل، وذلك عن طريق التصوير بالأمواج فوق الصوتية (الإيكوغرافي)،

العلاج:

غالبا ما ينصح بالإجهاض وذلك لان 90% من النساء اللواتي يحملن بهؤلاء الاجنة يتوفى الجنين قبل ولادته و 10% يتوفون في أيامهم الاولى، أما الحالات الناجية فهي الحالات التي يتم تدبيرها جراحيا بشكل إسعافي وغالبا عند هؤلاء يكون القلب طبيعيا دون تشوهات بنيوية أخرى سوى كونه خارج الصدر، ولاحقا تحتاجون إلى عناية بالغة تتضمن استخدام الحواضن وأجهزة التنفس الاصطناعي، ولأن القلب يتطلب حمايةً من العوامل الممرضة غالبا ما يتم تغطية القلب بضمادات معقمة وإعطاء الصادات الحيوية، وفي بعض الحالات يقوم الجراحون بإجراء عمل جراحي لإعادة القلب لمكانه الصحيح وإغلاق القفص الصدري.

وبعد كل ما تقدّم يجب أن نذكر حالة استثنائية بقي فيها المريض على قيد الحياة فترة طويلة، فحسب تقرير في عام 2015 وُلِدَ الشاب الهندي أربت جوهيل **Arpit Gohil** وقلبه خارج قفصه الصدري، وبقي على هذا الحال لمدة 18 عاماً يعيش بشكل طبيعي، ويعمل في مزرعته بكل همة ونشاط.

يعتبر القلب عضلة ملساء لا ارادية بحجم قبضة اليد تعمل على ضخ الدم المحمل بالأوكسجين إلى أعضاء الجسم المختلفة لتزويدها بالأوكسجين اللازم للعمل. ويقوم القلب أيضاً بضخ الدم القادم من الأعضاء والمحمل بثاني أكسيد الكربون إلى الرئتين لتنقيته وامداده بالأوكسجين من جديد ،يقع القلب مباشرة خلف وأيسر عظم القص، وفوق الحجاب الحاجز، يقوم القلب السليم بضخ الدم عن طريق الأوردة والشرايين من والى جميع خلايا الجسم ،أحيانا ونتيجة لعيب وراثي نادر جدا يحدث خلال تطور الطفل في الرحم، يحدث هناك اضطراب في تكون عظام جدار الصدر والتحامها مع بعضها البعض بالشكل السوي الامر الذي يمنع القلب من الاستقرار والتطور بمكانه الأساسي   ويدفع   القلب بأكمله أو بجزء منه خارج القفص الصدري، تحدث هذه الحالة والمعروفة بالقلب المنتبذ **Ectopic Cordis** بنسبة **126/1** ألف ولادة وقد يكون القلب منتبذا جزئيّا أي مغطى بطبقة رقيقة من الجلد ينبض تحتها، أو يكون خارج الصدر دون أي نوع من

الحماية فيما يدعى بالانتباذ الكلي"، في كلتا الحالتين، سيكون فاقدا للحماية اللازمة، مما يجعله عرضةً للعوامل الخارجية والإصابة بالأمراض. غالبا المولودون بهذه الحالة ما يعانون من عيوبا أخرى في بنية القلب وغيرها من أجهزة الجسم المختلفة.

أسباب حدوث القلب المنتبذ

للأسف حتى يومنا هذا لم يتم تحديد السبب الأكيد ولكن هناك بعض النظريات التي وضعت لتفسير هذا التشوه الذي يصيب جدار الصدر وخاصة في اليوم الثامن من الحمل أهمها:

57. عيوب جينية
58. تمزق بعض الأغشية المحيطة بالجنين
59. تعرض الجنين في رحم الأم لبعض الأدوية
60. الاشعاعات
61. المخدرات
62. اضطرابات في الغشاء الامينوسي
63. النظرية الميكانيكية والتي تعزي سبب هذا التشوه الى اذية رضية ميكانيكية وخاصة إذا كانت في الفترة الأولى من الحمل تؤدي هذه الاذية الى تمزق في المشيمة او الكيس المحي

أنواع القلب المنتبذ:

يتم تصنيف أنواع القلب المنتبذ بناء على موقع القلب الذي يتوضع به وفق مايلي:

33. **في العنق Cervical Ectopia cordis :** وتشكل هذه الحالة نحو 5% من حالات القلب المنتبذ
34. **في الصدر Thoracic Ectopia cordis:** وتشكل هذه الحالة 65% من حالات القلب المنتبذ

35. **بين الصدر والبطن Thoracoabdominal ectopia cordis:** وتشكل هذه الحالة نحو 20% من حالات القلب المنتبذ

36. **في البطن Abdominal ectopia cordis:** وتشكل هذه الحالة نحو 10% من حالات القلب المنتبذ

مضاعفات القلب المنتبذ:

يعاني الوليد العديد من المضاعفات بسبب التشوه المرافق لهذه الحالة واهم الأمور التي يمكن ان تحدث:

57. صعوبة في التنفس

58. انخفاض ضغط الدم بسبب ضعف التدفق الدموي

59. انخفاض حموضة الدم

60. اضطرابات شاردية

61. كما قد يكون هناك عيوب في أعضاء أخرى مثل انشقاق شراع الحنك والشفة، القيلة السحائية، القيلة الدماغية، وتشوهات في الهيكل العظمي والجهاز الهضمي.

62. اضطرابات تنفسية

63. خروج كثير من الأعضاء عن تمركزها الأساسي في الجسم

يمكن الكشف المبكر عن هذا التشوه ابتداء من الأسبوع العاشر أو الحادي عشر للحمل، وذلك عن طريق التصوير بالأمواج فوق الصوتية (الإيكوغرافي)،

العلاج:

غالبا ما ينصح بالإجهاض وذلك لان 90% من النساء اللواتي يحملن بهؤلاء الاجنة يتوفى الجنين قبل ولادته و 10% يتوفون في أيامهم الاولى، أما الحالات الناجية فهي الحالات التي يتم تدبيرها جراحيا بشكل إسعافي وغالبا عند هؤلاء يكون القلب طبيعيا دون تشوهات بنيوية أخرى سوى كونه خارج الصدر، ولاحقا تحتاجون إلى عناية بالغة تتضمن استخدام الحواضن وأجهزة التنفس الاصطناعي، ولأن القلب يتطلب حمايةً من العوامل الممرضة غالبا ما يتم تغطية القلب

بضمادات معقمة وإعطاء الصادات الحيوية، وفي بعض الحالات يقوم الجراحون بإجراء عمل جراحي لإعادة القلب لمكانه الصحيح وإغلاق القفص الصدري.

وبعد كل ما تقدّم يجب أن نذكر حالة استثنائية بقي فيها المريض على قيد الحياة فترة طويلة، فحسب تقرير في عام 2015 وُلِدَ الشاب الهندي أربت جوهيل **Arpit Gohil** وقلبه خارج قفصه الصدري، وبقي على هذا الحال لمدة 18 عاماً يعيش بشكل طبيعي، ويعمل في مزرعته بكل همة ونشاط.